NOUVEAU TRAITÈMENT

DES

MALADIES CHRONIQUES DE LA POITRINE

PAR LA MÉDICATION ARSÉNICO - PHOSPHORÉE

(Sirop d'hypophosphite-arsénié)

Du Docteur LESCALMEL (de Marseille)

DEUXIÈME ÉDITION

VALRÉAS (VAUCLUSE)

IMPRIMERIE TYPOGRAPHIE ET LITHOGRAPHIE, VEUVE ROLLIN

1874.

NOUVEAU TRAITEMENT

DES

MALADIES CHRONIQUES DE LA POITRINE

PAR LA MÉDICATION ARSÉNICO-PHOSPHORÉE

(Sirop d'hypophosphite-arsénié)

DU DOCTEUR LESCAMEL (DE MARSEILLE).

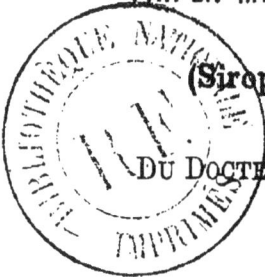

——◇——

Pour démontrer l'efficacité du traitement des maladies chroniques de la poitrine par le sirop d'hypophosphite-arsénié, disons d'abord qu'il est basé sur l'action réciproque de deux nouveaux agents thérapeuthiques, l'hypophosphite de soude et l'arséniate de soude.

Examinons maintenant les effets produits par l'emploi de chacun de ces merveilleux médicaments.

L'emploi de l'hypophosphite de soude en médecine ne remonte qu'à quelques années ; il a été amené par le désir de pouvoir employer en thérapeutique, facilement et sans crainte, le phosphore que de timides essais avaient fait reconnaître comme produisant des résultats surprenants, mais il était d'une administration difficile et même dangereuse, bien que la substitution du phosphore rouge amorphe au phosphore blanc eût réalisé sous ce rapport un sensible progrès, cependant il n'aurait toujours été manié qu'avec hésitation, et on lui substitua les composés dans lesquels il entre sous une forme inoffensive, les hypophosphites alcalins.

Ils contiennent à poids égal une quantité de phosphore double de celle qu'on trouve dans les phosphites et les phosphates, tous sont avides d'oxygène et se dissolvent dans l'eau et dans l'alcool; l'hypophosphite de soude étant parmi ces sels le plus stable, c'est la raison qui l'a fait préférer.

Si nous recherchons quelle est l'action du phosphore sur l'économie, nous arriverons à connaître les effets que l'on peut en obtenir dans un but thérapeutique.

Le phosphore est un des agents les plus actifs de la matière vivante; il constitue en grande partie les innombrables atomes qui ont une si étonnante vitalité, les poissons dont la chair est si phosphorée sont de tous les vertébrés ceux dont la vitalité se traduit par la plus puissante reproduction; chez les vertébrés supérieurs, on retrouve le phosphore dans les matières albuminoïdes formant la base de l'organisme et en grande quantité dans les centres nerveux dont il est l'élément constituant principal.

La pathologie fournit elle-même de nouvelles données à l'appui de l'importance du phosphore, car elle démontre que dans toutes les maladies liées à un amaigrissement considérable et où la nutrition est profondément altérée, partout enfin où les actes organiques sont morbidement atteints, ce qui a évidemment lieu dans les affections scrofuleuses, la tuberculisation, le rhumatisme chronique, les longues suppurations, il y a abaissement du phosphore animalisé, par suite de l'abondance avec laquelle ce principe est éliminé de l'économie sous forme d'acide phosphorique.

Si donc le phosphore est un élément si indispensable de notre organisation, on comprend les avantages que l'on peut retirer de son administration, non seulement comme médicament mais comme un véritable aliment, car en restituant à l'économie sa substance perdue, l'équilibre se rétablira au profit de la vie.

Jusqu'à ce jour, seul le sirop d'hypophosphite a été conseillé et indiqué comme remplaçant l'huile de morue, avec succès, ainsi que le dit le Dr Pidoux.

« L'hypophosphite est un médicament reconstituant ;
« je crois en avoir retiré des avantages positifs sous forme
« de sirop ; on est si souvent forcé de remplacer l'huile
« de morue, qu'il ne faut pas hésiter à donner le sirop
« d'hypophosphite toujours bien supporté. »

L'étude à laquelle nous nous livrons conduira naturellement à expliquer comment agit l'hypophosphite sur l'organisme.

L'appétit est d'abord augmenté et il en résulte un sentiment très-intense de vitalité, la quantité et la coloration du sang progressent bien plus rapidement et plus sûrement qu'en administrant n'importe quel ferrugineux.

J'ai vu si souvent se produire ces effets qu'ils sont devenus pour moi indiscutables.

L'hypophosphite de soude agit donc avec succès dans l'anémie, la chlorose et les affections qui s'y rattachent, dans le rachitisme et la scrofule, chez les enfants débiles, enfin, pour relever les forces dans les longues convales-

cences ; par son emploi, l'une des indications les plus
importantes à remplir dans le traitement des maladies
chroniques des voies respiratoires, se trouve satisfaite.

Nous allons étudier maintenant l'arséniate de soude et
après, lorsque nous connaîtrons parfaitement les deux
amis isolément, nous les confondrons et nous examine-
rons ce que l'on peut attendre de leur réunion pour
la thérapeutique des maladies de la poitrine.

Citons d'abord les opinions de distingués confrères
sur l'emploi de l'arsenic. M. Fonssagrives dit :

« Une étude attentive des effets produits par les arsé-
nicaux a démontré dans ces dernières. années que ces
agents qui, à doses élevées, portent une atteinte si profonde à la vie, pris en petites quantités, au contraire,
relèvent l'appétit, stimulent la nutrition et augmentent
l'énergie vitale ; de là, leur emploi avec de remarquables
avantages dans les affections marquées au coin d'une asthénie profonde ou d'une détérioration nutritive avancée.»

L'arsenic a en thérapeutique une réputation équivoque
que la toxicologie lui a faite ; si l'esprit humain se laisse
conduire par des mots, il se laisse aussi diriger par des
impressions ; l'arsenic est moins dangereux que certains
alcaloï des végétaux, strychnine, digitaline et que l'on
emploie tous les jours ; l'atténuation des doses initiales,
leur fractionnement permet d'adapter ce médicament à
toutes les organisations quelque impressionnables qu'elles
soient et l'on peut dire que c'est un des médicaments le
plus commode et le plus innocent ; les enfants, et c'est
là un fait remarquable, semblent même le mieux tolérer
que les adultes ; chez les uns et chez les autres, cette

tolérance peut s'obtenir d'emblée et une fois établie, elle persiste pendant longtemps et souvent indéfiniment.

L'emploi de l'arsenic dans les affections chroniques de la poitrine remonte à des temps reculés, car en lisant Pline ou Dioscoride, on trouve que des cas de phthisie ou de catharrhes ont été guéris par ce qu'ils appellent sandaraque, qui n'est que le sulfure rouge d'arsenic.

Dioscoride dit : A l'intérieur, on donne de l'arsenic aux malades qui ont du pus dans la poitrine ; mêlé au miel, il rend la voix plus claire; aux asthmatiques, on le donne en potion ; dans les toux invétérées, on fait respirer la vapeur d'un mélange de résine et d'arsenic.

Trousseau est le premier en France qui ait expérimenté l'arsenic sur des phthisiques ou des catarrhes chroniques et chez des sujets très-malades, il obtint une suspension extraordinaire des accidents; ainsi la diarrhée se modère, la fièvre diminue, la toux devient moins fréquente, l'expectoration prend un meilleur caractère ; aussi, dit-il, les résultats obtenus sont pour moi des motifs d'encouragement et rien n'empêche d'espérer que, dans des affections peu étendues, on obtiendra une guérison complète.

L'arsenic ralentit la combustion dans l'économie et par suite diminue le mouvement de décomposition ; par son emploi, les pertes en urée et acide carbonique que subit l'économie dans un temps donné, sont diminuées de 20 à 40 p. %, ce qui explique, dit M. Bouchardat, la graisse dont se chargent les chevaux à qui l'on donne de petites doses d'acide arsénieux ; en effet, l'alimentation restant là même, ce qui est dépensé en moins, en acide carbonique et urée, de se fixer sous forme de graisse et de tissus albumineux.

Les expériences très-exactes de MM. Schimtt et Sturwaage, démontrent que l'emploi de l'arsenic à faibles doses diminue singulièrement l'activité de la respiration, le phénomène de la transmutation des substances organiques dans l'intimité des tissus se ralentit alors et la graisse tend à se former et à s'accumuler dans l'économie, le besoin de respirer devient moins impérieux et la marche est plus facile.

Ainsi donc, effets engraissants et reconstituants, effets toniques sur l'appareil respiratoire et les réseaux capillaires sanguins, ainsi que le prouve son emploi chez les habitants de la Styrie, courant dans leurs montagnes sans éprouver la moindre oppression et ayant toujours une fraîcheur et un embonpoint remarquables, parce qu'ils amplifient leurs forces respiratoires et calorificatrices ainsi que la richesse de leur circulation capillaire par l'usage habituel de l'arsenic.

Dans le traitement des maladies chroniques de la poitrine, il agit comme analeptique indirect dans les premières périodes, comme tonique et fébrifuge plus tard.

C'est un agent thérapeutique d'arrêt, un agent conservateur, il décongestionne toniquement les régions fluxionnées et calme alors la toux, l'expectoration, apaise la fièvre et les sueurs.

Si l'arsenic, dit M. Pidoux, excite en même temps l'appétit et restaure l'hématose par son action stomachique rapide, ces bons effets promptement obtenus et n'étant achetés par aucune perturbation et aucun risque, sont bien faits pour séduire.

L'arséniate de soude est un corroborant, c'est le meilleur des toniques, parce qu'il active la nutrition moléculaire des tissus, ce qui explique les effets que l'on en obtient en l'administrant chez les malades où c'est la longueur du mouvement nutritif et de l'échange des parties en circulation qui donne à leur état ce caractère de chronicité qui les distingue entre tous ; on est assuré d'observer bientôt une amélioration notable de la santé générale, la physionomie exprime la vigueur, l'énergie musculaire et l'activité sont rapidement accrues ; sous ce rapport, la médication arsénicale est plus utile que l'huile de morue et tous les médecins doivent remplacer l'une par l'autre, ils seront bientôt enchantés de cette substitution.

L'efficacité des préparations arsénicales dans la phthisie étant démontrée, on doit en conclure que cet agent thérapeutique administré avec discernement, détermine dans l'économie une réaction considérable, et que la phthisie ne peut avoir prise sur un individu dont l'économie est ainsi modifiée.

Pour résumer, nous dirons :

L'hypophosphite de soude agit dans le sens des ferrugineux, mais avec une énergie bien supérieure, il augmente la quantité et la coloration du sang, d'où résulte un sentiment très-intense de la vitalité.

L'arséniate de soude ralentit la combustion dans l'économie et diminue ainsi le mouvement de décomposition, par suite il ralentit singulièrement l'activité de la respiration, et le besoin de respirer devient moins impérieux ; il décongestionne les régions fluxionnées et calme alors

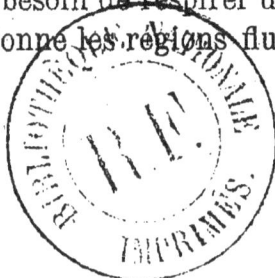

la toux, l'expectoration, apaise la fièvre et les sueurs.

Examinons maintenant les résultats que l'on obtiendra dans le traitement des affections chroniques graves des voies respiratoires, en confondant dans une médication les deux agents thérapeutiques dont nous venons d'étudier l'action isolée.

L'emploi de l'un ou de l'autre ne suffit pas, reste un desideratum.

Ainsi l'hypophosphite de soude, introduit dans la thérapeutique des maladies de poitrine par le Dr Churchill, n'a pas répondu aux espérances que l'on avait conçues comme agent curatif spécifique, mais il a une valeur réelle pour améliorer l'état général des malades, ce qui est déjà beaucoup.

La médication arsénicale seule dont les effets sont cependant merveilleux, échoue dans la question de tonicité et de l'activité de la nutrition moléculaire des tissus.

Il est donc indispensable que ces deux agents se suppléent l'un à l'autre, je l'ai compris depuis plusieurs années et n'ai cessé de les administrer ensemble au milieu d'une nombreuse clientèle de maladies de poitrine : toujours le résultat a dépassé mes plus chères espérances. J'ai vu dans des phthisies très-avancées la fièvre diminuer et cesser après quelques jours de traitement, puis les sueurs, l'éréthisme, l'insomnie disparaître; vers la fin de la première semaine, l'appétit, les fonctions digestives, la nutrition se réveiller, alors la fraîcheur, l'embonpoint, le coloris des tissus renaissent, puis peu à peu la toux, l'expectoration se modèrent, et tout indique qu'un travail réparateur s'opère dans l'organisme.

J'ai vu, en un mot, de nombreux malades revenir à la

vie, alors qu'il semblait que tout était perdu, et personnne n'ignore combien cette présomption est grave dans la phthisie pulmonaire.

En présence des résultats que j'obtiens tous les jours, je crois fermement que l'hypophosphite et l'arséniate de soude administrés ensemble, constituent aujourd'hui le meilleur de tous les traitements dans les affections chroniques des voies respiratoires, c'est-à-dire dans la phthisie pulmonaire, et secondairement dans la bronchite chronique et l'asthme, maladies dont je parlerai un peu plus tard.

Mon traitement ne constitue pas, j'ai hâte de le dire, un spécifique, il n'y a pas d'antidote, de panacée pour la phthisie; les charlatans ont seuls intérêt à conserver cette idée ; les médecins qui croiraient qu'il peut exister un tel spécifique, oublient la nature même de la maladie qui n'est que le symptôme d'une vitalité épuisée, un défaut de vitalité générale, amenant l'épuisement des forces organiques du malade ; il est possible de la guérir, mais pour y parvenir il faut d'abord éloigner toutes les causes qui dépriment la vitalité et qui sont contraires au développement des fonctions vitales; un usage éclairé d'agents médicamenteux peut faire beaucoup pour ranimer la vitalité qui s'éteint, et arrêter les progrès de la maladie, mais il y a de nombreuses complications qu'il faut sans cesse combattre à l'aide d'armes nouvelles, qu'il faut sans cesse rechercher, eh bien ! je le répète, la médication arsénico-phosphorée est la seule qui satisfasse aujourd'hui à ces données, c'est-à-dire qui remplisse le plus grand nombre des indications que l'on doive satisfaire dans le traitement de la phthisie pulmonaire et en l'administrant, on arrivera à guérir cette terrible maladie, ce qui, dans l'état actuel de la science, veut dire que l'on arrivera à provoquer, en même temps qu'un arrêt de la maladie, des changements tels dans l'organisme, que la formation des nouveaux tubercules deviendra plus difficile.

Je crois donc que le traitement de la phthisie doit être sthénique, tonifiant et non antiphlogistique et débilitant.

L'expérience acquise dans l'emploi de la médication que je crois être la meilleure de toutes, me permet même d'être assuré que l'huile de morue, si généralement employée aujourd'hui, n'est d'aucune utilité, si l'on a recours au traitement que je propose, aussi y ai-je complétement renoncé.

En effet, sans rechercher ici quelle est la composition de l'huile de morue et quels en sont les agents actifs, car je la considère comme une sorte de thériaque agissant comme un tout par l'ensemble de ses principes constituants, tout médecin reconnaîtra avec moi qu'elle a contre elle une répugnance invincible de la part de la grande majorité des malades, dès-lors la tolérance est impossible à obtenir et si l'on persiste, on est obligé d'en administrer des doses si faibles qu'elles en deviennent inutiles; dans les cas rares où elle est supportée, l'état fébrile en contre-indique formellement l'usage, de même que l'asthénie générale avec dyspepsie atonique, parce qu'alors elle occasionne des troubles digestifs qui nuisent à l'alimentation ; enfin, si elle n'engraisse pas, elle ne produit guère aucun autre effet favorable, et le bénéfice que l'on peut en obtenir diminue d'ailleurs considérablement avec l'âge des sujets.

En résumé, c'est un médicament analeptique qui peut produire l'engraissement, relever la nutrition et les forces des malades, mais pour réussir ainsi, il faut qu'il soit toléré et que rien dans l'état général ne vienne en contre-indiquer l'emploi.

On a beaucoup cherché d'ailleurs à modifier le goût détestable de l'huile de morue, mais alors sa nature intime est fortement altérée ; partant de ce principe que son agent actif est l'iode, on a administré de l'huile iodée, ou bien en la considérant comme un simple corps gras, on l'a remplacée par l'huile d'amandes douces, la graisse fondue, la crème, le beurre, la glycérine.

Enfin, en dernier lieu, les Anglais croyant reconnaître dans le phosphore l'élément essentiel, ont prescrit l'huile de morue additionnée d'acide phosphorique; dans ce cas, les résultats ont été satisfaisants, il ne pouvait en être autrement par suite de l'action du phosphore sur l'organisme que nous avons indiquée, mais alors c'est le médicament qui agit et non l'huile de morue. Pourquoi en fatiguer le malade ?

Nous dirons en terminant que, dans les circonstances les plus heureuses, quand l'huile est bien supportée et non contre-indiquée, le résultat obtenu n'égalera jamais celui de la médication arsénico-phosphorée ; l'huile de morue satisfera seulement à l'une des indications du traitement et la maladie suivra son cours sans subir aucun arrêt dans sa marche ascendante ; quand la thérapeutique n'indique rien de mieux, on a raison d'avoir recours à cet affreux breuvage ; mais en présence de notre médication, l'huile de morue doit être rejetée dans les arcanes

de la vieille pharmacie, car jamais on en obtiendra les
effets du sirop d'hypophosphite-arsénié ; les administrer
ensemble est parfaitement inutile ; ce que l'on demande
à l'huile de morue sera obtenu sûrement par notre traitement, et au lieu d'ennuyer le malade sans cesse pour
lui faire avaler cette huile nauséabonde, il sera heureux
de prendre un sirop au goût délicieux qui, pour lui, ne
sera pas une préparation pharmaceutique mais une
véritable liqueur.

Je crois avoir suffisamment démontré que l'huile de
morue ne doit plus être en aucun cas employée dans le
traitement des maladies chroniques de la poitrine ; que
l'on devra la remplacer par le sirop d'hypophosphite-
arsénié dont nous avons étudié les effets dans la phthisie
pulmonaire, et que nous allons succinctement envisager
dans les autres affections chroniques des voies respiratoires bien moins redoutables que la première.

La bronchite chronique dont les symptômes se confon-
dent si facilement avec la phthisie pulmonaire à sa première période, réclame le même traitement ; par la
médication arsénico-phosphorée, la maigreur, la toux,
l'oppression disparaîtront promptement bien plus facilement que si des tubercules existent ou se forment dans
les poumons.

L'asthme qui doit être soumis à notre traitement, est
celui qui est produit par une congestion irritative ou
passive des bronches ; on comprend parfaitement que la
médication arsénico-phosphorée ralentissant l'activité
de la respiration et décongestionnant les régions fluxionnées, tout en conservant ou augmentant la vitalité, les
accès d'asthme deviendront promptement moins intenses

et disparaîtront peu à peu ainsi que la débilité si fréquente dans cette affection.

Enfin, abstraction faite de toute lésion de l'appareil respiratoire, l'arsenic à la dose d'un milligramme, matin et soir, soit une cuillerée de sirop au moment des repas, aura de très-heureux effets sur la digestion des personnes débiles, chez lesquelles l'atonie générale entretient un état de dyspepsie habituelle ; il faudra donc employer notre préparation dans les convalescences de toutes les maladies graves, si l'on veut en abréger la durée et voir promptement s'améliorer l'état général.

Disons en terminant que le sirop que nous administrons constitue une notable amélioration dans l'emploi du phosphore et de l'arsenic, en ce qu'il permet de donner ces deux médicaments à doses parfaitement graduées et de les laisser entièrement à la disposition des familles, sans redouter aucun accident et craindre aucun danger.

MODE D'EMPLOI

Les flacons contiennent une quantité de sirop et de médicament telle, que chaque cuillerée à café représente 1 milligramme d'arséniate de soude et 10 centigrammes d'hypophosphite de soude ; agréablement aromatisé, il constitue une véritable liqueur et doit être pris à la fin des deux principaux repas. Au début, c'est le moment que l'on doit préférer, mais lorsque la dose quotidienne est de quatre cueillerées, on peut alors la prendre par quarts dont deux quarts aux principaux repas un autre le matin en se levant et le dernier le soir en se couchant.

Le sirop peut être pris pur ou mélangé avec un demi-verre d'eau ou d'infusion au goût du malade.

Chez les enfants, on pourra en augmentant d'une cuillerée tous les cinq jours, arriver à leur en donner cinq et continuer ainsi jusqu'à ce qu'une amélioration notable se produise ; on suspendra alors le traitement pendant une quinzaine de jours, pour recommencer ensuite en suivant la même progression.

On agira ainsi pendant un temps plus ou moins long, suivant la gravité de l'affection, en n'oubliant pas que ce traitement doit être de longue durée, si l'on veut voir persévérer l'amélioration obtenue toujours au début.

Chez les adultes, les règles à observer sont les mêmes que pour les enfants, à la différence des doses ; ainsi on commencera par leur donner matin et soir deux cuillerées à café pour arriver promptement soit à la fin de la première semaine, à 10 cuillerées par jour et même 15 et 20 après trois semaines de traitement, que l'on prendra en quatre fois dans la journée, comme je l'ai déjà dit plus haut, l'on suspendra alors pour reprendre et continuer ainsi que nous venons de l'indiquer.

Un des premiers effets de cette médication sera une augmentation prononcée de l'appétit, la nourriture devra être alors abondante et substantielle, viandes, poissons, œufs, laitage ; enfin, on recherchera le goût des malades de manière à favoriser les fonctions de l'estomac, en n'ayant d'autre limite que l'appétit et la faculté de digérer.

Si, par extraordinaire, la diarrhée survenait dès les premiers jours de traitement, on diminuerait de moitié la dose administrée et l'on reviendrait à la quantité indiquée dès que cet accident aurait disparu.

Enfin, lorsque l'état du malade sera complétement satisfaisant à tous les points de vue, il est indispensable de ne pas cesser brusquement le traitement, il faudra le faire en diminuant progressivement les doses, comme on les avait augmentées, de manière à maintenir pour quelque temps dans leur expression la plus bénigne les signes de l'action thérapeutique.

En terminant ce travail, évidemment trop abrégé et qui laisse probablement plus d'un point noir non éclairci, je répéterai que je ne présente pas au public un spécifique de la phthisie, mon traitement quoique satisfaisant aux indications les plus importantes, laisse cependant le champ libre à tout moyen thérapeutique jugé utile dans le cours de la maladie ; c'est aux médecins qu'il appartient de le juger, c'est à eux et aux malades que je confie cette nouvelle médication, avec la conviction qu'en la divulguant je leur aurai rendu un signalé service.

Marseille, 1874.

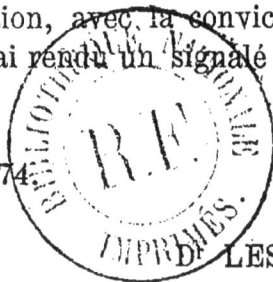

Dr LESCAMEL.

Impr., typ. et lith. veuve Rollin, à Valréas.

DÉPOTS PRINCIPAUX

Du Sirop d'hypophosphite-arsénié

Du Dr LESCALMEL (DE MARSEILLE)

PARIS. — SERRES & CRUET, droguistes, place Ste-Opportune, 5.

LYON. — CAZENEUVE & LESTRA, rue Lanterne, 26.

TOULON. — pharmacie RICOUX.

AVIGNON. — CHAUVET frères, droguistes.

NÎMES. — GOULARD, jeune, droguiste.

MONTPELLIER. — COULOUGNAC & MARTIN, droguistes.

BORDEAUX. — pharmacie BEGIUER, cours intendance, 21.

TOULOUSE. — pharmacie REVERDI.

PAU. — pharmacie CAZAUX.

EAUX-BONNES. — pharmacie CAZAUX.

CAUTERETS. — pharmacie BROCA.

BAGNÈRES-LUCHON. — pharmacie DUSSERM.

CLERMONT-FERRAND. — pharmacie GAUTIER LACROZE.

MONT-DORE. — pharmacie ODOUL.

GRENOBLE. — pharmacie MARTEL.

ALLEVARD. — pharmacie DALMAIS.

NANCY. — pharmacie JEANNIN.

BESANÇON. — pharmacie GUICHARD frères.

ARLES. — pharmacie FLAUJAT.

ALBI. — pharmacie GARDEL.

LIMOGES. — pharmacie REGAT.

Et dans toutes les pharmacies de France et de l'Étranger.

Prix : 4 fr. le flacon (en France).

SIROP

D'HYPOPHOSPHITE–ARSÉNIÉ

du Docteur LESCALMEL

PRÉPARÉ PAR

A. ARNAUD

PHARMACIEN

Rue Paradis, 125 et rue Dragon, 51

Marseille

Cette préparation d'un goût agréable est d'une efficacité certaine dans les affections chroniques de la poitrine.

Elle remplace avec avantage l'Huile de foie de Morue dont elle n'a pas l'odeur et la saveur repoussantes et lui est de plus supérieure comme énergie curative.

Prix : **4 fr.**

DEPOT GENERAL

CHEZ MM. SERRES & CRUET, DROGUISTES
Place Ste-Opportune, 3
PARIS

Chaque boîte doit être entourée d'une bande portant la signature de l'Inventeur et celle du Fabricant.

www.ingramcontent.com/pod-product-compliance
Lightning Source LLC
Chambersburg PA
CBHW050436210326
41520CB00019B/5950